OBSERVATIONS MÉDICO-PRATIQUES

SUR

LES MALADIES

QUI SE MANIFESTENT LE PLUS FRÉQUEMMENT

CHEZ LES NOIRS

A L'ILE MAURICE (Afrique),

PRÉCÉDÉES DE

Considérations générales

SUR LE TRAITEMENT DES COLONS A LEUR ÉGARD,

DU TABLEAU VÉRITABLE DE L'ESCLAVAGE,

DES MOEURS, DES HABITUDES ET DE LA VIE PARTICULIÈRE DES NOIRS DANS CETTE COLONIE.

Thèse

PRÉSENTÉE ET PUBLIQUEMENT SOUTENUE

A LA FACULTÉ DE MÉDECINE DE MONTPELLIER,

LE 23 JUIN 1857,

PAR

Amédée BONSERGENT,

de BEAUGÉ (Maine-et-Loire),

Bachelier ès-Lettres, ex-Chirurgien entretenu de la marine impériale et royale aux ports d'Anvers et de Rochefort, Médecin du Gouvernement à l'île Maurice pour le quartier de la Rivière du Rempart;

Pour obtenir le Grade de Docteur en Médecine.

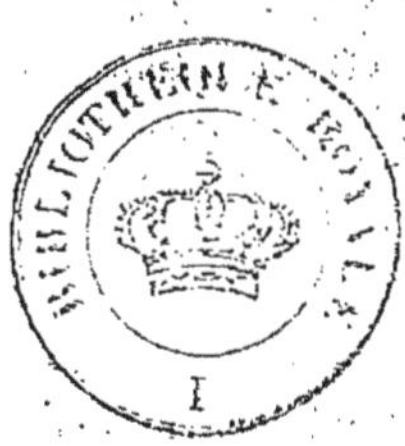

MONTPELLIER,

JEAN MARTEL AÎNÉ, IMPRIMEUR DE LA FACULTÉ DE MÉDECINE,
rue de la Préfecture, 10.

1837.

Faculté de Médecine

DE MONTPELLIER.

PROFESSEURS.

MM. CAIZERGUES, Doyen, Présid.	*Clinique médicale.*
BROUSSONNET.	*Clinique médicale.*
LORDAT.	*Physiologie.*
DELILE.	*Botanique.*
LALLEMAND.	*Clinique chirurgicale.*
DUPORTAL, *Examinateur.*	*Chimie médicale.*
DUBRUEIL, *Suppléant.*	*Anatomie.*
DUGES.	*Pathologie chirurgicale, Opérations et Appareils.*
DELMAS.	*Accouchements, Maladies des femmes et des enfants.*
GOLFIN.	*Thérapeutique et matière médicale.*
RIBES, *Examinateur.*	*Hygiène.*
RECH.	*Pathologie médicale.*
SERRE.	*Clinique chirurgicale.*
BERARD, *Examinateur.*	*Chimie générale et Toxicologie.*
RENÉ.	*Médecine légale.*
M.	*Pathologie et Thérapeutique générales.*

Professeur honoraire : M. Aug.-Pyr. DE CANDOLLE.

AGRÉGÉS EN EXERCICE.

MM. VIGUIER.	MM. FAGES.
KÜNHOHLTZ, *Examinateur.*	BATIGNE, *Examinateur.*
BERTIN.	POURCHÉ.
BROUSSONNET.	BERTRAND, *Suppléant.*
TOUCHY.	POUZIN.
DELMAS.	SAISSET.
VAILHÉ.	ESTOR.
BOURQUENOD.	

A MES NOMBREUX CLIENTS

DES QUARTIERS

de la Rivière-du-Rempart et des Pamplemousses,

A L'ÎLE MAURICE,

PARTICULIÈREMENT A

MESSIEURS ANGLADE et ALLENDY, BONSERGENT et HUMBERT, CHAUVEAU, DUMÉE aîné, EUGÈNE GUIBERT, MILLIEN oncle, NEVEU, ROBERT frères, et VINCENT aîné.

Faible tribut de reconnaissance pour la confiance exclusive dont ils m'ont honoré pendant tant d'années.

A MONSIEUR LOUIS CAILLIOT,

Docteur en Médecine, ex-Médecin en chef des forces navales dans l'Escaut;

O vous qui avez dirigé mes premiers pas dans le monde, vous qui m'appeliez votre fils adoptif et qui m'avez comblé de bienfaits, daignez agréer la dédicace de ce petit opuscule comme le complément de votre œuvre.

A^{te} BONSERGENT.

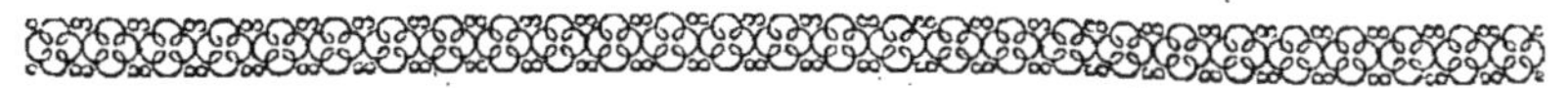

OBSERVATIONS MÉDICO-PRATIQUES

SUR

LES MALADIES

QUI SE MANIFESTENT LE PLUS FRÉQUEMMENT

CHEZ LES NOIRS

L'ILE MAURICE (Afrique);

PRÉCÉDÉES DE

CONSIDÉRATIONS GÉNÉRALES

sur le traitement des colons à leur égard,

ET DU TABLEAU VÉRITABLE DE L'ESCLAVAGE,

DES MŒURS, DES HABITUDES ET DE LA VIE PARTICULIÈRE DES NOIRS DANS CETTE COLONIE.

Avant-Propos.

Quæ vidi scripsi, enim è praxi propriâ selegi.

DEPUIS un temps immémorial, chez les peuples de toutes les nations, quand on veut exprimer l'excès de l'infortune ou de la fatigue des cultivateurs européens, on dit proverbialement qu'ils sont malheureux, ou qu'ils travaillent comme des nègres, tant on est généralement persuadé qu'il n'est pas de position inférieure à celle des noirs dans les Colonies, sous le double rapport du travail excessif auquel ils sont assujétis et des mauvais traitements qu'on leur fait supporter.

Le hasard m'a servi à souhait, en me mettant positivement à même de reconnaître toute la fausseté de ce très-ancien dicton.

J'arrivai à l'île Maurice (jadis Ile-de-France) en août 1816, sur la frégate de S. M. l'*Amphitrite,* sur laquelle j'étais embarqué en qualité de second chirurgien. A Bourbon, je sollicitai et obtins la permission de séjourner à Maurice, pour un réglement d'affaires de famille, qui se fit tellement attendre que je me trouvai dans la nécessité d'abandonner le service militaire pour me livrer à l'exercice de la médecine civile, que j'ai constamment et exclusivement continué jusqu'à l'époque de mon départ pour France, effectué en septembre 1835.

Dès mon arrivée, j'eus le bonheur de devenir héritier de la clientelle de quelques anciens confrères qui prirent leur retraite, ce qui mit, en quelque sorte tout-à-coup, trois mille noirs sous ma direction médicale. Peu de temps après, le gouvernement local me nomma médecin vaccinateur et l'un des notables d'un des plus grands quartiers de la colonie, *celui de la rivière du rempart,* contenant environ vingt-deux mille noirs.

Le cumul de ces deux fonctions me fournit amplement tous les moyens desirables pour observer attentivement un plus grand nombre possible d'esclaves, parce que, d'abord comme médecin du gouvernement, j'étais tenu de faire un rapport hebdomadaire au chef du département médical sur l'état sanitaire du quartier en général, et qu'ensuite, comme notable, j'assistais à toutes les assemblées convoquées dans l'intérêt commun.

Bien que mon but soit de m'occuper essentiellement des esclaves sous un point de vue purement médical, je me livrerai néanmoins à quelques réflexions préliminaires qui m'ont paru indispensables, et qui, je l'espère, ne seront peut-être pas jugées hors de propos.

De toutes les colonies qui sont passées sous la domination étrangère, il n'en est pas une qui ait été plus long-temps et plus injustement persécutée que la belle et ancienne Ile-de-France; ses habitants bons, généreux et cordialement hospitaliers, n'ont cessé d'être sous le poids d'accusations d'autant plus perfides qu'elles étaient toutes mensongères, inventées à dessein de nuire, et qu'on leur ferma avec soin toutes les voies pour faire entendre la vérité à leur nouveau souverain.

Lorsque l'abolition de la traite des noirs fut publiée à Maurice, on vit tous les colons travailler de concert à son entière extinction, et signaler eux-mêmes à l'autorité quelques renégats qui faisaient encore quelques tentatives pour la continuer.

En 1819, la frégate anglaise *la Topaze*, sortant du foyer du choléra-morbus, toucha à Maurice et y communiqua cette terrible maladie ; il en résulta que la colonie perdit l'élite de ses cultivateurs: dans l'espace de deux mois *vingt-deux mille noirs succombèrent.*

Les cendres de l'incendie qui, trois ans avant, avait ruiné la majeure partie des colons, fumaient encore, lorsqu'elle fut frappée de ce nouveau fléau dévastateur ; mais à peine ses industrieux habitants furent-ils sortis de leur état de torpeur, qu'ils ne pensèrent qu'à suppléer à la main-d'œuvre qui leur manquait pour continuer leurs travaux agricoles et réparer une partie de leur perte.

Ce fut au moyen des plus grands et sans contredit des derniers sacrifices, qu'ils firent venir de la métropole des moulins à vapeur, pour remplacer les manéges dont ils se servaient pour écraser la canne. Mascat, Madagascar, le Cap de Bonne-Espérance, Buenos-Ayres et la France les approvisionnèrent d'un nombre considérable de bœufs et de mulets, pour être dorénavant employés aux différents charrois des sucreries, etc. Il se trouva parmi les colons des planteurs qui parvinrent à opérer de salutaires réformes dans la culture de la canne, et d'autres à fabriquer des sucres de première qualité avec des cannes qui n'en avaient produit jusqu'alors que de très-inférieur. Enrichis de ces précieuses découvertes, le succès dépassa leur attente, et bientôt ils eurent la satisfaction de voir leurs produits rivaliser en qualité et proportionnellement en quantité, même les sucres de la Jamaïque.

Pour prix de tant d'efforts, les malheureux colons de Maurice furent accusés du crime de félonie, et leurs nombreux ennemis n'eurent pas honte d'assurer au souverain lui-même que l'augmentation progressive et extraordinaire des produits de la colonie ne pouvait être attribuée qu'à la continuation du commerce illicite. Le souverain abusé ordonna des visites domiciliaires, et malgré les perquisitions les plus minutieuses et les plus sévères, ceux qui étaient furieux de voir renaître de ses cendres un pays dont ils avaient juré l'anéantissement, restèrent, avec leurs accusations sans preuves, couverts d'opprobre et de mépris.

(8)

Mais attendu qu'il leur fallait absolument des victimes , ils renou-
velèrent la scène du loup et de l'agneau ; ils se jetèrent avec acharne-
ment sur les anciens capitaines des navires de traite et sur les traitants
eux-mêmes ; ils les signalèrent à l'autorité comme suspects, et en
firent condamner un grand nombre à l'ostracisme.

Ainsi donc, un commerce qui avait été autorisé et même encouragé
par des primes d'importation accordées par le gouvernement , devint
plus tard un motif de persécution pour ceux-là mêmes qui s'étaient
partagé ses faveurs.

Quel était donc leur crime ? Etait-ce d'avoir arraché des mains
de leurs bourreaux des milliers de victimes destinées à la mort ? Tel
fut cependant le premier résultat de la traite des noirs, aujourd'hui
abolie et considérée comme un honteux trafic.

Toutes les peuplades de l'île de Madagascar étaient alors en guerre
continuelle entre elles ; aussitôt qu'elles se faisaient respectivement des
prisonniers, ils devenaient les esclaves du vainqueur, pour être ensuite
mis à mort s'ils ne pouvaient être vendus ; de sorte qu'il est souvent
arrivé que, sous les yeux mêmes du capitaine et du traitant, on livrait
à la *sagaïe* (1) ceux dont ils refusaient de se charger faute d'argent.

On voit clairement par ce court exposé que la traite a été faite
à priori, au moins autant par principe d'humanité que par intérêt, et
que ce n'était pas, comme on l'a dit avec intention, des hommes qu'on
venait arracher au sein de leurs familles et vendre aux colons pour
cultiver leurs terres.

Quoi qu'il en soit, les ennemis de la colonie et de la tranquillité
publique, déchus en partie de leurs espérances , ne s'en tinrent pas là ;
ils ourdirent de nouvelles trames et dirigèrent leurs coups d'une autre
manière.

Sous le nom de *Société des Saints,* une secte de philantropes par
spéculation inventa mille stratagêmes pour exciter la pitié des peuples
en faveur de leurs malheureux frères africains. Pour arriver à leur
but, ils affichèrent dans tous les carrefours de Londres des placards,

(1) Arme particulière aux naturels de Madagascar.

heureux produits de leur féconde imagination , dans lesquels ils représentaient les colons torturant cruellement leurs esclaves, en finissant toujours par les faire mourir sous le fouet. Qu'arriva-t-il de-là ? C'est que le peuple de la Grande-Bretagne, en quelque sorte fanatisé, devint insensible au sort de ses propres frères européens, au point de les laisser sans secours mourir de faim et de misère à ses côtés, pour s'occuper exclusivement de l'affranchissement immédiat d'individus éloignés de lui de 4,000 lieues, qu'il ne connaissait pas, et qui sont en général beaucoup plus heureux que lui.

Toutefois le temps prête conseil : on ne tarda pas à s'apercevoir qu'il ne s'agissait pas cette fois d'une loi d'exception, mais bien de l'adoption d'une mesure générale, et que, tout en voulant punir les habitants de Maurice de leur trop grande et trop facile soumission aux lois de destruction qu'on leur imposait annuellement, on punirait également ceux de toutes les autres colonies ; en conséquence, il fut arrêté, qu'au lieu de proclamer l'affranchissement, sans indemnité, des noirs en général , *selon l'ardent désir de la Sainte Société*, on les émanciperait d'abord, et qu'on procéderait sur-le-champ à la recherche du dividende pour chaque propriétaire, à titre d'indemnité , en prenant pour point de départ le terme moyen du prix des ventes d'esclaves faites pendant les années 1826 , 27 et 28. Un comité d'indemnité fut établi *ad hoc*, et le résultat de son travail fixa à *quatre cents piastres* la somme à accorder pour chaque noir ; mais attendu que la part de chaque colonie était déterminée à l'avance , le prix d'un noir fut réduit à environ 30 liv. sterling. Craignant qu'un semblable acte de spoliation ne portât les colons à quelque coup de désespoir , on leur députa un individu affidé, revêtu de pouvoirs aussi incohérents qu'extraordinaires pour sévir contre eux , le cas échéant. L'expression me manque pour peindre son désappointement et sa rage quand il trouva, au lieu de la résistance à laquelle il s'attendait, l'inertie la plus complète de la part des colons et la soumission la plus franche à l'adoption de la nouvelle mesure proposée, toute ruineuse qu'elle fût pour eux. Dès-lors tout fut mis en œuvre pour révolutionner le pays ; un amas de matières combustibles tel qu'il eût suffi pour embraser toutes les colonies de S. M. B., fut répandu à profusion dans un millier d'écrits séditieux tendant à provoquer les noirs à la révolte, et par conséquent à l'assassinat des colons.

Honneur au brave et généreux gouverneur sir Ch^{es} Coleville ! qui, dans ces temps de calamité publique (voyant que la colonie dont il était le protecteur né et le seul puissant défenseur, se trouvait placée sur le penchant de l'abîme qui menaçait de l'engloutir), autorisa l'organisation d'une milice citoyenne pour le maintien du bon ordre et la garde des propriétés, et donna l'ordre au nouveau proconsul de retourner en Angleterre pour y rendre compte de sa mission. La tranquillité de la colonie fut néanmoins de courte durée ; le même individu ne tarda pas à lui être imposé une seconde fois : son prèmier acte d'autorité fut de décliner celle du gouverneur lui-même et de licencier cette même milice dont il déclara l'organisation illégale ; il en fit arrêter les principaux chefs comme instigateurs et les fit emprisonner.

Le calme des Mauriciens ne fut nullement ébranlé par cette nouvelle tentative ; les prisonniers furent jugés, et malgré les plus infernales machinations, après neuf mois de souffrance ils furent relaxés comme innocents, et la colonie sortit encore victorieuse de cette dernière et terrible épreuve.

Les Mauriciens, marchant avec le siècle et considérant l'esclavage comme une anomalie sociale, n'avaient jamais conçu l'idée de s'opposer en quoi que ce soit à la mise à exécution des lois relatives à l'émancipation des noirs ; ils l'appelaient au contraire de tous leurs vœux, et l'avaient eux-mêmes sollicitée à des conditions justes et équitables. Ils n'avaient certainement pas attendu que la *Sainte-Société* prît l'initiative pour affranchir ceux de leurs esclaves qui l'avaient mérité par leurs loyaux services et leur bonne conduite : la gazette officielle du gouvernement pourrait au besoin affirmer ce que j'avance. En la consultant, on y verrait pour chaque semaine une colonne entière consacrée aux affranchissements volontaires, même à l'époque où le dépôt d'une assez forte somme était exigé comme caution de la conduite ultérieure du nouveau membre introduit dans la société, nonobstant des déboursés énormes pour les frais, et une pension pour assurer l'existence du nouvel élu dans le cas où son âge ou ses infirmités l'eussent rendu impropre à y pourvoir par un travail quelconque.

Voilà comment les Mauriciens concevaient la véritable philantropie: ils pensaient qu'il eût été plus sage et plus rationnel de faire de l'affranchissement de leurs esclaves, l'objet de la récompense assurée de leur bonne conduite et de leurs loyaux services, au lieu de lancer tout-à-coup parmi eux une classe d'individus dont la plupart sont encore à demi-sauvages; que par ce moyen ils seraient tous insensiblement arrivés à la liberté promise, sans donner aucune crainte de trouble pour l'avenir.

L'ESCLAVAGE A MAURICE.

A l'époque où la traite était autorisée, à peine les noirs nouvellement importés de Madagascar et de Mozambique étaient-ils débarqués à Maurice, qu'ils étaient aussitôt distribués dans les nombreuses habitations des différents quartiers de la colonie, et y devenaient dès-lors l'objet de la sollicitude toute paternelle des colons. Des hôpitaux particuliers étaient disposés pour les recevoir, afin de les séparer de l'atelier primitif, attendu qu'ils étaient tous infectés de la gale (*maladie endémique dans leur pays*). Là, rien n'était épargné dans leur traitement pour obtenir une guérison radicale. On a vu souvent les colons eux-mêmes s'exposer à la contagion de cette dégoûtante affection, soit en leur prodiguant eux-mêmes des soins, soit en surveillant avec une attention scrupuleuse l'exacte observance des ordonnances médicales. La guérison une fois obtenue, chaque noir recevait un habillement neuf complet, et commençait à essayer en quelque sorte ses forces et ses dispositions pour tel ou tel emploi, jusqu'à ce qu'il soit jugé en état de faire partie de l'atelier général; un logement particulier lui était assigné dans le *camp des noirs*, c'est ainsi que l'on nomme le lieu où tous les noirs sont *casernés* dans chaque établissement: c'est une espèce de petit village où chacun a sa maison et son jardin, dont les dimensions varient en raison de l'accroissement des familles. Chaque établissement possède aussi un hôpital général, pourvu d'une petite pharmacie approvisionnée des médicaments de première nécessité ; les noirs y sont séparés des négresses, et il y existe en outre un local spécialement destiné à recevoir les femmes en couches.

Un infirmier et une infirmière sont attachés à chaque hôpital, et y sont exclusivement chargés du soin des malades et de l'entretien de la propreté intérieure.

Dans l'intention de soustraire les enfants à l'influence de l'air insalubre des hôpitaux, ils sont logés séparément et confiés à la garde de leurs mères lorsqu'ils sont malades, mais constamment sous la surveillance immédiate de vieilles négresses qui n'ont pas d'autre emploi. Ce n'est que lorsqu'ils sont parvenus à l'âge de sept à huit ans qu'ils commencent à être employés à quelques légers travaux.

Dès qu'une négresse est arrivée au mois qui précède le terme ordinaire de la parturition, elle est de suite exemptée de toute espèce de travail actif, et envoyée au lieu spécial indiqué. Aussitôt son accouchement, un aide lui est accordé pour tenir son enfant pendant les premières semaines, nonobstant les soins généraux d'une sage-femme, qui ont coutume de se prolonger jusqu'au quinzième jour. La layette de l'enfant est toujours préparée à l'avance par la maîtresse de la maison, et certes rien ne manque ni au nouveau-né, ni à l'accouchée.

Chaque établissement est abonné à l'année avec un médecin qui visite régulièrement l'hôpital deux fois par semaine, et plus souvent si besoin est ; il est toujours assisté du propriétaire lui-même ou de son régisseur, il écrit le traitement médical et le régime alimentaire sur un registre à ce destiné ; tout est exécuté avec une telle ponctualité, que jamais il ne m'est arrivé une seule fois dans le cours de dix-neuf ans de pratique, d'avoir à me plaindre de la plus petite hésitation à l'exécution de mes ordonnances, de quelque nature qu'elles fussent d'ailleurs relativement au prix des médicaments.

Aussitôt qu'un noir vient se plaindre d'être malade ou que le propriétaire s'en aperçoit, il est incontinent mis à l'hôpital sans plus ample informé, en attendant le jour de la visite du médecin, à moins que le cas ne soit assez grave pour l'accélérer.

Je puis donc affirmer, sans crainte d'être démenti, que l'aspect de l'intérieur d'un atelier quelconque à Maurice, représente parfaitement la réunion d'une grande famille sous l'égide paternelle, et non une troupe d'esclaves commandée par un maître exigeant et inhumain.

En dépit de ces sages et salutaires précautions, les noirs dont rien ne peut changer le naturel, loin de répondre par un peu de confiance à tant de marques de bienveillance de la part de leurs maîtres, s'étudient, au contraire, à se soustraire en quelque sorte à leurs soins, eux et les leurs, soit en ne se rendant à l'hôpital que le plus tardivement possible, soit en ne déclarant les maladies de leurs enfants que lorsque le mal a fait de tels progrès que toutes les ressources de l'art sont devenues impuissantes; il semblerait même que le jour de la visite du médecin, chaque noir ait un intérêt bien réel à l'embarrasser dans son diagnostic, en répondant presque toujours négativement ou avec ambiguïté à toutes ses questions. Ils aiment mieux s'exposer à mourir, que de confesser franchement qu'ils ont été battus par leurs camarades, qu'ils ont fait depuis quelque temps de fréquentes excursions nocturnes et assisté à quelques orgies, ou enfin, qu'ils ont fait usage des remèdes incendiaires de leurs *docteurs*, pour se guérir à leur manière de quelques affections syphilitiques, etc. etc. S'ils se décident parfois à faire connaître la véritable cause qui avait mis leurs jours en danger, ce n'est jamais qu'après guérison; encore en font-ils alors confidence à un de leurs amis, en convenant enfin que le médecin avait *dit vrai*.

La négresse qui est sur le point d'accoucher, et souvent même dès les premiers mois de sa grossesse, voulant éviter de se rendre au lieu spécial indiqué (attendu qu'elle considère comme un temps perdu pour le plaisir le séjour qu'elle devra y faire, en le comptant même comme un temps de réclusion), emploie toute espèce de moyens pour se faire avorter, et si elle ne peut elle-même y réussir, elle s'adresse aux vieilles matrones de l'établissement, qui, en raison de leur longue expérience, manquent rarement leur coup. Bien entendu que tout cela se fait mystérieusement; mais comme il est presque impossible qu'une manœuvre aussi active que criminelle ne soit plus ou moins promptement suivie d'accidents les plus graves, tôt ou tard on se rend à l'hôpital sous le prétexte d'une maladie toute différente, en dissimulant ou cachant avec adresse ce qui pourrait conduire le médecin à la découverte de la vérité.

Il arrive aussi que, par excès opposé, on voit des noirs se rendre à l'hôpital dans la seule intention de se soustraire à un travail quelconque, et y fixer pour ainsi dire leur résidence, en s'entêtant à vouloir prouver qu'ils sont atteints de telle ou telle affection, quand il est plus qu'évident qu'ils n'offrent pas le plus petit symptôme d'altération morbide. J'ai toujours remarqué qu'il était bien rare que cette classe particulière d'individus, qui se trouve plus ou moins nombreuse dans chaque établissement, résistât long-temps à un genre de vie semblable; ils finissent par contracter réellement quelques-unes des maladies qu'ils cherchent à feindre, et périssent ordinairement de très-bonne heure. Comment se faire une juste idée de l'embarras du médecin consciencieux au milieu de ce vrai chaos!..... Ce n'est guère qu'après s'être livré pendant plusieurs jours à l'examen le plus scrupuleux et le plus sévère, qu'il peut se permettre l'emploi de quelques médicaments, s'il ne veut en quelque manière contribuer au développement d'affections simulées, par une médication intempestive, en se laissant aller à des indications mensongères.

Il exerce, dans ce cas, une véritable médecine hippiatrique, sinon plus difficile encore, car si l'animal n'a pas la faculté d'éclairer le médecin vétérinaire, au moins ne peut-il volontairement et à dessein, comme le noir, rendre nulle toute son investigation, et l'empêcher d'agir rationnellement : d'où il s'en suit que chaque médecin voulant exercer à Maurice, se trouve dans l'indispensable nécessité d'étudier préalablement les noirs en général, s'il ne veut le faire comme un oiseau de passage, et avilir la plus noble des professions dans un but uniquement mercenaire; encore ne peut-il qu'après une certaine suite d'années exclusivement consacrées à l'art de guérir, parvenir en quelque sorte à se créer pour cette classe particulière d'individus, une méthode toute spéciale, *sui generis.*

NOURRITURE DES NOIRS.

La nourriture des noirs, à Maurice, se compose habituellement de riz du Bengale, de manioc, de maïs et de patates indigènes, en y joignant du poisson, de la viande salée et des légumes secs. Chaque noir reçoit pour sa journée une livre et demie de riz, ou trois livres de manioc en pain, deux livres de maïs moulu, ou enfin six livres de patates ou de manioc en racine. Le bœuf salé, le poisson et les légumes secs se distribuent par famille à l'heure de la ration des vivres et de l'arack.

Les noirs se procurent en outre très-facilement, pendant toute l'année, les légumes frais qui forment la base ordinaire de leurs aliments ; car ils ont la faculté de les cueillir sur toute l'habitation de leurs maîtres, où ils les trouvent en abondance, nonobstant le jardin qui leur est accordé, dans lequel ils cultivent particulièrement la *morelle,* qu'ils appellent *brèdes,* la taumate ou pomme d'amour, la bringelle et le petit-piment, etc., etc. Ceux qui habitent le littoral, c'est-à-dire le plus grand nombre, joignent à tous ces avantages une abondante provision de coquillages et de poisson frais.

Les heures des repas et celles du travail sont ainsi réglées :

Un quart d'heure après le lever du soleil la cloche annonce le commencement des différents travaux ; à huit heures elle sonne le déjeuner ; à neuf heures le travail est repris jusqu'à onze heures et demie, moment du dîner. A deux heures et demie, les noirs retournent au travail jusqu'au coucher du soleil : alors la cloche annonce la distribution des vivres, et un instant après le souper.

On doit voir que cette division du temps et des repas est pleine de prévisions vraiment philantropiques, puisque non-seulement les noirs sont dans leur camp pendant les heures les plus chaudes du jour, mais encore qu'ils ont un temps plus que suffisant pour préparer et cuire leurs différents aliments. Tous les dimanches chaque famille ou chaque noir reçoit une quantité de sel nécessaire pour l'assaisonnement de ses mets, et du tabac pour la consommation de la semaine.

Malgré toutes ces distributions, la majeure partie des petits créoles est ordinairement nourrie aux dépens de la table du propriétaire, ce qui ne laisse pas que d'augmenter la ration des autres membres de la famille. Le premier jour de l'an tous les noirs reçoivent un habillement neuf complet, les rations de vivres sont triplées en viande fraîche, pain, riz, vin, arack, etc.; ce jour est pour eux la plus grande fête de l'année : chaque famille vend les animaux qu'elle a élevés pendant l'année pour pourvoir aux besoins qu'elle s'est créés, ou plutôt pour satisfaire ses fantaisies et donner des bals.

J'ai vu très-souvent des noirs obtenir de leur vente jusqu'à deux cents piastres : la classe ouvrière est ordinairement la plus riche d'entre eux; mais attendu que les fêtes du jour de l'an sont pour eux, en général, ce qu'est le port pour les marins après un long voyage, la première semaine suffit pour épuiser leur trésor.

Le premier juillet un second habillement leur est délivré avec une couverture de laine en plus, et une capote de gros drap à ceux qui sont chargés de conduire les charrettes ou de garder les troupeaux. Par ce moyen ils sont constamment pourvus de vêtements pour l'été et l'hiver, et pourraient facilement se mettre à l'abri du froid et éviter d'être mouillés par les pluies parfois si abondantes dans cette saison.

Depuis le moment où l'émancipation des esclaves a été publiée à Maurice (1er février 1835), le régime disciplinaire des noirs a été confié à des juges spéciaux établis *ad hoc* dans les divers quartiers de la colonie et à ses frais, tandis qu'autrefois il entrait dans les principales attributions des commissaires civils de chaque canton.

L'ancienneté de cette disposition est le meilleur argument que les Mauriciens puissent opposer aux vociférations de leurs nombreux ennemis, qui publient emphatiquement que les esclaves gémissaient sous le fouet et le bon plaisir de leurs maîtres.

Tel est le tableau fidèle de la position des noirs à l'île Maurice; position telle, qu'il n'est sans doute pas un cultivateur européen qui ne changerait avec plaisir son état de liberté pour un semblable esclavage.

MŒURS ET COUTUMES DES NOIRS.

Par cet exposé succinct et véritable, je crois avoir assez clairement démontré que l'esclavage (comme on l'entend généralement) n'a jamais existé à Maurice que dans le mot seulement, ce qui aurait dû nécessairement produire à la longue un changement favorable plus ou moins sensible dans le caractère, les mœurs et les coutumes des noirs, tandis qu'ils ont précisément conservé leurs habitudes primitives ainsi que tous leurs vices, si même ils ne sont devenus pires.

La Société des Saints voulant s'efforcer de prouver au peuple, qu'elle avait fanatisé, que les colons retenaient volontairement et spéculativement leurs esclaves dans une ignorance absolue, inonda les colonies de prédicateurs de toutes les sectes. Elle fit construire à grands frais (aux dépens des pauvres colons) des chapelles dans les différents quartiers, et il fut enjoint à tous les habitants d'y envoyer leurs esclaves pour assister aux sermons et à l'instruction religieuse les jours et heures indiqués, ce qui fut exécuté sans la moindre opposition de leur part pendant plusieurs années. Plus tard on leur députa des magistrats de création nouvelle, sous le titre pompeux de *protecteurs des esclaves.* Ces Messieurs étaient surtout chargés d'instruire charitablement les esclaves sur leurs prétendus droits à exercer contre leurs maîtres, relativement à leur mise en liberté, selon qu'ils avaient été introduits dans la colonie après telle époque. Ils devaient entendre les plaintes des esclaves contre leurs maîtres, de quelque nature qu'elles fussent, et recevoir dans une caisse particulière le fruit soi-disant de leurs épargnes, pour pourvoir à leur rachat.

Quel fut le résultat de ces énormes dépenses?

C'est que les noirs, trouvant impunément le moyen de se promener et d'abandonner ainsi leurs occupations journalières, laissèrent les habitations désertes et ne mirent le temps à profit que d'une seule manière, en pillant tout ce qui se trouvait sur leur passage, sans respect pour leur prédicateur et leur protecteur, et commirent chez leurs maîtres mille exactions nouvelles. On se convainquit donc enfin que l'état demi-sauvage des noirs, en général, tenait essentiellement à la *race* et non à la volonté de ceux qui se sont habitués peu à peu à les supporter tels qu'ils sont.

Toute leur intelligence est tournée à la mécanique, aussi les voit-on très-promptement devenir excellents menuisiers, charpentiers de marine, orfèvres, horlogers, etc., ils sont aussi très-bien organisés pour la musique et la danse.

Les noirs ont le mariage en horreur, et tous les missionnaires, à quelque secte qu'ils appartinssent, n'ont jamais pu parvenir à changer leurs inclinations et les empêcher de continuer l'usage de la polygamie.

Ils sont menteurs et voleurs en naissant, ces deux vices font en quelque sorte partie intégrante de leur organisation.

Leurs passions dominantes sont le jeu, l'ivrognerie, et par-dessus tout la jalousie, qu'ils portent à un tel point, que le moindre soupçon leur suffit pour se porter envers celle de leurs femmes qui en devient l'objet, à tous les actes de cruauté possibles ; et s'il arrive par hasard que la femme puisse se mettre à l'abri de la rage de son mari, c'est ordinairement contre lui-même qu'il tourne sa fureur en se suicidant.

Quelque temps avant mon départ de Maurice, un jeune noir domestique, créole très-intelligent, jouissant chez son maître de toutes les douceurs d'une vie heureuse et tranquille, avait au nombre de ses favorites une négresse créole, également domestique dans la maison. Il crut s'apercevoir que cette femme le trompait, mais il eut le soin de dissimuler son ressentiment.

Après avoir tout disposé pour l'action qu'il méditait, un certain jour il l'invita à venir se promener avec lui et la conduisit dans un endroit où il avait préparé une petite collation. Ils goûtèrent ensemble et burent un peu plus que de coutume ; alors profitant probablement du moment où il vit que sa femme était étourdie par la liqueur qu'il avait portée *ad hoc*, il s'en saisit et la pendit à un arbre auquel il se pendit lui-même immédiatement après.

Leur maître, inquiet de leur absence inaccoutumée, envoya à leur recherche, et ce ne fut que le quatrième jour qu'ils furent trouvés pendus à la même branche et à la même corde. Quelques bouteilles vides de vin et d'anisette et plusieurs plats également vides avaient été les muets témoins de ce crime atroce.

Je pourrais, si besoin était, citer une infinité de cas de cette nature, dans la constatation desquels j'ai constamment et trop fréquemment assisté M. André Mangeot, commissaire civil et de police du quartier de la rivière du rempart, dont l'exactitude est si bien appréciée dans ces investigations importantes.

Les noirs sont essentiellement paresseux, et il n'est rien qu'ils ne tentent pour éviter le travail, quelque modéré qu'il soit.

L'étendue immense des plantations de cannes met chaque proprié-taire dans l'absolue nécessité d'établir des postes de noirs, gardiens pour veiller aux déprédations et plus encore à l'incendie. Ils ont l'habitude de choisir dans leurs ateliers les individus vieux ou infirmes, pour leur accorder ces différentes places de repos et de retraite ; mais comme le plus ordinairement ces gardiens ne deviennent réellement en peu de temps que des voleurs brevetés, il en résulte qu'il n'est pas de ruse et de stratagème auxquels chaque noir n'ait recours pour obtenir ce poste tant desiré. Les uns font vœu d'être malades jusqu'à ce qu'ils soient arrivés à leur but, et les autres se condamnent à une claudication perpétuelle en présence de leur maître, etc., etc.

Obligé par ma profession de fréquenter jour et nuit tous les sentiers du quartier, il m'est souvent arrivé de rencontrer de ces noirs soi-disant infirmes depuis un laps de temps considérable, au point de ne pouvoir marcher qu'à l'appui de deux bâtons ; il m'est arrivé, dis-je, de les trouver loin de leurs habitations, gros et gras, chargés de butin, et de les voir prendre la fuite à mon approche, bien persuadés que je ne les avais pas reconnus.

Ces découvertes fortuites et précieuses m'ont servi à faire des cures miraculeuses dans les établissements d'où ils sortaient, puisque j'ai pu augmenter l'atelier actif d'un certain nombre d'individus depuis long-temps oubliés et considérés comme incurables.

Voici un autre exemple, entre mille, de ce que peut faire un noir bien décidé à s'exempter de tout travail :

Un jeune noir, de caste mozambique, assez fortement constitué, dépendant de l'établissement de Madame veuve Seriés, après s'être présenté un très-grand nombre de fois à l'hôpital, pendant le cours de l'année 1834, et y avoir fait de cette manière un séjour d'environ huit mois, pour y être traité d'affections simulées, s'aperçut, enfin, que désormais toutes ses ruses et ses efforts pour me tromper deviendraient inutiles. Un jour, il prit la résolution de m'avouer franchement qu'il était très-vrai qu'il n'était pas malade, mais qu'il ne voulait pas travailler à la sucrerie, que c'était ce seul motif qui le conduisait à l'hôpital; il me demanda lui-même son exéat, à condition qu'il aurait un autre emploi. Je sollicitai et obtins de suite qu'il fût mis à un travail de son choix; dès-lors, il fut, selon sa demande, chargé de surveiller le sucre au soleil. Quinze jours après cette occupation lui déplut, et n'ayant aucun motif plausible pour se rendre de nouveau à l'hôpital, il se laissa volontairement écraser sous la roue d'une charette, ce qui me fut confirmé par le rapport de tous ses camarades. On me l'apporta atteint d'une fracture à la cuisse droite : pendant les six premiers jours, à peine étais-je disparu qu'il arrachait incontinent toutes les pièces de l'appareil que je venais de lui appliquer; ce qui me contraignit de le tenir garrotté sur son lit; ce moyen me réussit à merveille, et deux mois et demi après l'accident, il était en état de reprendre ses fonctions. Il resta encore deux autres mois tranquille, parce que j'avais obtenu qu'il passât ce temps avec les convalescents; mais dès qu'il prévit qu'il allait être employé de nouveau, il s'entoura les jambes et les cuisses avec des rouleaux de paille et y mit le feu lui-même.

Il fut très-promptement secouru et tout faisait encore présager une heureuse issue, lorsque ce malheureux, profitant du moment où l'infirmier dormait, s'exposa volontairement et brusquement à l'action funeste de l'humide de la nuit. Dès le lendemain, le tétanos se déclara, et son imprudence lui coûta la vie.

Les noirs, en général, dorment très-peu; ceux qui ne sont pas allés à la picorée, passent la majeure partie de la nuit à fumer autour de leur feu, même dans le moment des plus fortes chaleurs de l'année; je pense même qu'ils vivraient péniblement s'ils en étaient privés.

Quelques-uns d'entre eux fument avec délices les sommités du chanvre qu'ils cultivent très-soigneusement et qu'ils nomment *candghia*. L'usage immodéré de ce tabac d'espèce particulière les jette dans un tel état d'ivresse et d'insensibilité, que très-souvent on les trouve tombés sur leur feu et brûlés très-profondément, sans qu'ils aient éprouvé la moindre douleur.

Tous les dimanches, la cantine devient le point de ralliement des noirs dans chaque quartier (on appelle ainsi une buvette autorisée par le gouvernement). C'est là qu'ils trouvent toujours facilement le moyen d'échanger pour de l'arach, non seulement le produit des vols de la semaine, mais encore les vêtements et les vivres qui leur sont accordés, aimant beaucoup mieux se passer de manger que de boire et jouer. Les disputes et les batailles, conséquences naturelles et ordinaires de tous leurs jeux, ne tardent pas à les réduire à un état de mutilation et de dénudation complètes.

C'est alors, qu'au lieu de rentrer chez leurs maîtres, toujours disposés à les recevoir et à les soigner, craignant, au contraire, une réprimande justement méritée, ils prennent le parti d'aller *marrons :* ils vont se réfugier dans les bois ou au milieu des plantations de cannes (qu'ils incendient même très-souvent), jusqu'à ce qu'enfin, épuisés de fatigue, de maigreur et de maladie, ils se déterminent à se rendre près d'un ami ou d'un parent de leur maître, pour implorer son assistance et rentrer en grâce. Dans le cas où ils peuvent supporter ce nouveau genre de vie, sans éprouver une altération trop grande dans leur santé, on les voit bien rarement prendre ce premier parti ; de sorte que ce n'est qu'après un laps de temps plus ou moins long, six mois, un an et quelquefois deux, qu'ils sont arrêtés par des détachements chargés spécialement de cet office. Alors ils sont conduits à la geole, espèce de bagne où ils sont condamnés, en raison de la durée de leur vagabondage, à un temps de réclusion et à un certain travail qui ne manque jamais d'achever la ruine totale de ceux qui y sont entrés un peu malades, ou de mettre les autres hors d'état de reprendre leurs fonctions chez leurs maîtres, à l'expiration du temps fixé. Ce travail consiste à casser des roches toute la journée, à l'ar-

3.

deur du soleil, pour pourvoir à l'entretien des grands chemins. Aussitôt la fin du jour, ils sont tous écroués pêle-mêle et en très-grand nombre jusqu'au lendemain matin, dans des salles relativement trop peu spacieuses : il en résulte qu'indépendamment des maladies occasionées par l'insalubrité de semblables lieux, ils y sont encore sans cesse exposés à la contagion de celles qui y sont importées par ceux qui entrent chaque jour.

Six mois avant mon départ de la colonie, en février et mars 1835, la majeure partie des noirs qui sortirent de la geole pour retourner à leurs ateliers respectifs, y portèrent avec eux une affection psoro-dartreuse, qui se propagea très-promptement dans tous les établissements. Chaque propriétaire se vit contraint d'improviser un hôpital particulier, pour isoler le grand nombre de ceux qui étaient infectés au fur et à mesure qu'on les découvrait, au moyen des fréquentes inspections du médecin. Malgré les précautions les plus minutieuses et les soins les mieux entendus, les habitants furent, en général, privés du travail de leurs esclaves dans le moment le plus précieux de l'année, celui de la plantation de la canne ; ce qui, joint aux frais énormes qu'ils firent pour obtenir leur entière guérison (pendant l'espace de deux ou trois mois), leur occasiona une perte incalculable.

Si le gouvernement, obtempérant enfin aux nombreuses suppliques des Mauriciens, ordonnait la suppression des cantines, lieux de meurtre et de débauche, ce serait de sa part un grand acte d'humanité ; car les noirs, par suite de cette mesure bienfaisante, au lieu de ne se nourrir la plupart du temps qu'avec des végétaux de mauvaise qualité, consommeraient réellement les vivres qui leur sont accordés et resteraient en outre convenablement vêtus toute l'année ; le jeu et l'ivrognerie s'éteindraient faute d'aliment, et le bagne deviendrait désert.

Enfin, les noirs, cessant d'être aussi souvent exposés aux vicissitudes atmosphériques et trouvant chaque jour dans une nourriture saine et substantielle de quoi réparer leurs forces, fuiraient, pour ainsi dire, malgré eux, le foyer de tous leurs maux, et loin d'arriver promptement à une vieillesse anticipée, ils parcourraient la carrière de la vie, sans ajouter volontairement aux nombreuses infirmités qui en sont trop souvent inséparables.

Pendant le temps de leur marronnage, leur voracité n'a pas de bornes; en voici un exemple frappant:

Il y a quelques années, je reçus l'ordre d'assister M. le commissaire de police du quartier dans la recherche d'un enfant de dix-huit mois, qui avait été enlevé par des marrons et qu'on présumait avoir été mangé par eux. On venait précisément d'arrêter quelques-uns de ces scélérats qui avaient fait quelques révélations et qui promettaient de rendre l'enfant. Ils indiquèrent l'habitation de M. Grenier, comme le lieu où se trouvait leur repaire; on les y conduisit sous l'escorte de la gendarmerie, et après nous avoir promenés pendant trois jours à travers bois et champs, ils nous montrèrent enfin le four qui leur avait servi à faire cuire le malheureux enfant, objet de nos recherches; ils nous avouèrent que, pressés par la faim et ne pouvant rien se procurer, attendu que les détachements étaient sur leurs traces, ils s'en étaient saisis et lui avaient cassé la tête sur une roche. Enquis de nous dire ce qu'ils avaient fait des os, ils déclarèrent qu'ils les avaient également mangés, les trouvant tendres.

Dès l'âge le plus tendre, les noirs poussent le libertinage jusqu'à la frénésie, et il est bien rare qu'une négresse de dix à douze ans n'ait pas eu déjà affaire à plusieurs maris.

Ils sont superstitieux et crédules au dernier point, et ont coutume de se croire empoisonnés aussitôt qu'ils éprouvent la moindre indisposition. Une simple menace de la part de certains d'entre eux, qu'ils considèrent comme des sorciers, suffit pour les faire mourir à une époque fixe (ce dont j'ai été témoin un très-grand nombre de fois), quoi que j'aie pu faire pour chercher à guérir leur imagination et changer leur résolution; ce qui est d'ailleurs d'autant plus difficile que, dans ce cas, un noir ne tient nullement à la vie, et qu'il voit même arriver son dernier jour avec plaisir, attendu qu'il demeure bien convaincu, ainsi qu'il le répète sans cesse sérieusement, qu'il va revoir son pays et se trouver au milieu de ses parents.

En général, quelle que soit la maladie à laquelle un noir succombe, ses parents et amis attribuent toujours sa mort à une intoxication quelconque.

Lorsque les négresses, qui veulent se soustraire par un avortement aux soins et aux veilles qu'entraîne nécessairement la maternité, ont échoué dans leurs criminelles manœuvres ; oubliant tout sentiment naturel, privées mêmes de l'instinct de la brute et voulant sacrifier tout leur temps au plaisir et à la débauche, elles abandonnent leurs enfants pendant des semaines entières, livrés aux seuls soins des vieilles négresses dont j'ai parlé plus haut. Ces pauvres petits, privés du sein de trop bonne heure, ou n'y puisant de temps à autre qu'un lait de qualité viciée, succombent le plus ordinairement au moment de la dentition. Dans ce cas, elles savent porter la dissimulation à un si haut degré, que bien qu'elles soient l'unique cause d'une mort que leur abandon rendait inévitable, elles se mettent à fondre en larmes en poussant des gémissements lamentables, pour tâcher de donner le change sur leur méconduite et leurs véritables sentiments.

Il est bien entendu que je n'ai parlé qu'en thèse générale, et qu'on trouve quelquefois parmi les négresses mozambiques quelques bonnes mères qui font exception.

Puissé-je, par ce narré fort de vérité, basé sur mes propres observations continuées sans relâche pendant dix-neuf ans, détruire une ancienne erreur trop long-temps accréditée, en prouvant enfin que la cause des maladies et de l'effrayante mortalité des noirs à Maurice ne provient en aucune manière, ni de leur condition d'esclaves, ni des mauvais traitements des colons, et mon but sera rempli.

En faisant le tracé des habitudes et de la vie particulière des noirs, j'ai en quelque sorte formulé d'avance l'étiologie de leurs principales maladies ; car, bien que l'expérience ait démontré que lorsqu'une habitude a jeté de profondes racines, elle a tellement modifié l'organisme, qu'elle a pris la place de la nature primitive, on verra néanmoins qu'ils ont su se soustraire à cette règle générale.

J'ai dit qu'un temps plus que suffisant leur était accordé pour cuire leurs aliments et prendre leurs repas ; cependant ce n'est ordinairement qu'au dernier moment, quand la cloche les rappelle au travail, qu'ils se pressent de remplir à la hâte leur estomac de substances grossières de toutes espèces, demi-cuites et encore brûlantes ; d'où il s'en suit nécessairement, qu'en dépit de l'habitude contractée, cet organe,

ne pouvant impunément supporter l'ingestion continuelle et disproportionnée de cette masse d'aliments, le plus souvent demi-broyés, ne
tarde pas, par suite de son état de surexcitation, à transmettre au cerveau lui-même l'impression de la vive douleur qu'il éprouve. Aussi
l'irritation de la muqueuse gastro-intestinale est-elle celle qui joue le
premier rôle dans les maladies des noirs, à tel point qu'elles parais-
sent être toutes de son ressort.

Viennent ensuite les affections syphilitiques qui prennent chez eux
tant de formes variées, ainsi que les nombreuses irritations inflamma-
toires qui naissent sous l'influence d'un soleil ardent, et celles qui suc-
cèdent aux fréquentes suppressions de la transpiration cutanée.

Voulant procéder avec ordre dans l'examen des principales maladies
dont la plus grande fréquence reconnaît ordinairement pour cause
l'imprudence et l'entêtement des noirs, je commencerai par le tétanos.

TÉTANOS.

Cette terrible maladie enlève, chaque année, le cinquième des
négrillons dans les dix ou quinze premiers jours de leur naissance.

Les négresses chargées du soin des femmes en couches sont dans
l'habitude de les renfermer dans des alcoves improvisées, à l'aide de
nattes et de couvertures, pour mettre les nouveau-nés à l'abri du contact de l'air extérieur, et d'y allumer du feu malgré la défense expresse,
sous le prétexte de préparer les boissons, etc.

Qu'arrive-t-il de-là? C'est que la chaleur étant concentrée devient
excessive, et que la plus petite négligence de la part des nombreux
visiteurs, en ouvrant et fermant la porte, suffit pour changer brusquement la température de ce petit réduit enfumé; refroidir l'enfant et
lui occasioner le tétanos. Le défaut de précaution d'éviter le refroidis-
sement par le contact de l'air, en changeant la petite compresse qui
recouvre le nombril, ou la négligence de le faire quand elle a été
mouillée par l'urine, en est de toutes les causes occasionelles la plus
fréquente. Toutes les remontrances et les observations que j'ai pu leur
faire à cet égard n'ont produit aucun effet. Souvent aussi, attendu
qu'elles demeurent toujours bien persuadées que le tétanos n'est plus à
craindre après le neuvième jour révolu, malgré les nombreux exemples

du contraire, elles persistent à exposer les enfants au grand air, et quand le tétanos survient, ce qui arrive le plus ordinairement, elles ne manquent jamais d'attribuer la mort, qui en est le résultat, à une toute autre maladie.

Le tétanos spontané chez les noirs est presque toujours la suite de quelque imprudence de leur part.

Pour éviter l'excessive chaleur de la journée, ils vont souvent se coucher à l'ombre d'un arbre sur le gazon humide. Quelquefois aussi, après un repas copieux, ils vont passer la nuit dehors, ce qui est plus que suffisant pour le provoquer encore. Il arrive aussi parfois que la seule présence des vers dans le tube intestinal, en y développant un certain degré d'irritation, devient également une cause assez puissante pour le produire.

C'est ordinairement par les muscles masséters et temporaux que commence la contraction douloureuse et permanente, sans jamais être annoncée par aucun signe précurseur, ce qui constitue le *trismus*. Souvent le mal s'arrête là et se borne à tenir les mâchoires serrées pendant vingt-quatre ou trente-six heures au plus, avec une gêne plus ou moins grande dans la déglutition. Quand, au contraire, cet état de constriction augmente d'intensité, cela arrive dans un temps indivisible, et il n'est plus alors de force capable d'écarter les mâchoires l'une de l'autre. La rigidité se communique rapidement aux autres muscles de la face et à ceux du cou; elle gagne les muscles du dos et de l'abdomen et envahit en un instant tout le système musculaire; le malade se trouve réduit à un tel état de roideur, qu'il semblerait qu'il n'a jamais eu d'articulations; la peau se couvre d'une sueur visqueuse et acquiert une couleur olivâtre; le pouls est ordinairement dur et fréquent, et les facultés intellectuelles n'éprouvent aucune altération; il n'en est pas de même de la face, c'est elle qui m'a toujours péniblement frappé au milieu de cette scène de douleur; elle prend un caractère *sui generis*, dont on se rappelle toujours, mais qu'il est impossible de décrire. Je crois cependant que, pour donner une idée de l'altération qu'elle éprouve, on pourrait peut-être la comparer à celle d'un cholérique parvenu à la troisième période; elle devient d'un noir bleuâtre, les yeux s'enfoncent dans les orbites, les paupières sont à demi-fermées et dans un état de rigidité telle, qu'il est impossible de les rapprocher l'une de l'autre ; les rides du front sont extrêmement saillantes et tirées de bas en haut. Dans l'intervalle de chaque secousse tétanique, le malade est mouillé par une abondance de salive gluante qui s'écoule de la bouche, au point de faire concevoir l'espoir d'une détente prochaine. J'ai vu même souvent des malades éprouver un mieux de quelques minutes et articuler quelques mots; une secousse survenait et la face reprenait son premier caractère de souffrance. A chaque crise, le malade fait entendre un cri particulier ou plutôt une sorte de frémissement ; la respiration devient laborieuse, puis insensible, et la mort survient du quatrième au cinquième jour, rarement plus tard et très-souvent plus tôt.

Quand la contraction des muscles se bornait aux masséters et aux temporaux, j'ai toujours obtenu une guérison prompte et facile, en appliquant sur les côtés de la face et les mâchoires des feuilles de *datura stramonium*, chauffées préalablement sur une plaque de fer et en mettant le malade à l'usage des boissons alcalisées, particulièrement l'infusion d'aya-pana. Je n'ai réellement obtenu de succès dans le traitement du tétanos spontané, que dans le cas où la contraction musculaire était partielle ; mais j'ai presque constamment échoué quand la rigidité était devenue générale et qu'elle existait déjà depuis quelque temps.

Voici cependant un cas dans lequel j'obtins une guérison aussi prompte qu'inattendue. M. V. Gallet, habitant du Piton, ne voyant pas paraître son domestique le matin à l'heure accoutumée, se rendit à sa case où il le trouva roide *à capite ad calcem*. On vint de suite m'appeler. Arrivé près du malade, je le trouvai précisément dans l'état de rigidité générale que j'ai décrit plus haut; il n'avait ni blessure ni piqûre, et j'appris de ses camarades qu'il avait passé toute la nuit, jusqu'à quatre heures du matin, couché sur le gazon devant sa porte; qu'ensuite ils l'avaient aidé à se coucher sur son lit, parce qu'il s'était plaint d'avoir mal au dos et de ne pouvoir marcher.

Peu confiant dans les moyens que j'employais ordinairement, je proposai de tenter un bain froid ; le maître ne fit aucune difficulté, car il considérait déjà son noir comme perdu.

Je le fis porter à la rivière qui n'était pas très-éloignée de là, et je l'y fis plonger sans qu'il s'en doutât : cette surprise fut couronnée du succès le plus éclatant. Au sortir de l'eau, après un séjour d'une demi-heure, je lui fis administrer une tasse d'infusion d'aya-pana, fortement alcalisée. On l'enveloppa dans des couvertures de laine et on le reporta dans son lit ; quelques heures après une sueur des plus abondantes se déclara, et dès le lendemain le malade aurait pu reprendre ses fonctions. Je le retins néanmoins pendant une semaine dans sa case, craignant une récidive, avant de me décider à lui donner son exéat.

Je n'ai pu retrouver l'occasion d'expérimenter de nouveau l'efficacité du bain froid dans le tétanos spontané, attendu que j'ai toujours été appelé trop tardivement auprès des malades ; mais je demeure bien convaincu que, si le médecin pouvait y avoir recours à temps opportun, c'est-à-dire au moment même où la rigidité générale s'empare du malade, ou du moins peu d'heures après, il y aurait beaucoup de chances favorables de succès.

Les brûlures sont les causes les plus fréquentes du tétanos traumamatique chez les noirs. Souvent, après avoir passé une partie de la nuit dans une atmosphère de fumée de *candghia*, ils finissent par tomber dans un profond assoupissement et dans un état d'insensibilité telle, qu'on les trouve le matin couchés sur leur feu, ayant un bras ou une jambe entièrement rôtis, sans qu'ils aient ressenti la moindre douleur. Une simple piqûre au pied par un clou, un morceau de verre ou des débris de coquillage, suffisent pour le produire. Il survient aussi quelquefois à la suite des grandes opérations et des fractures comminutives avec dilacération des parties molles au voisinage des articulations.

Cependant toutes ces différentes blessures et brûlures ne font naître promptement le tétanos, qu'autant que les noirs s'exposent volontairement et par entêtement au contact de l'air extérieur, en découvrant imprudemment leurs plaies au moment des pansements, surtout avant la période de suppuration. Ceux qui sont exposés à abattre du bois y sont plus souvent exposés que les autres. Il existe à Maurice une espèce de bois dur et résineux, connu sous le nom de *bois de ronde*, dont la blessure est en quelque sorte vénimeuse. Il n'est pas de jour que les noirs ne s'en enfoncent quelques morceaux dans les pieds, ou ne se blessent aux mains en tronçonnant ce bois pour en faire des flambeaux, etc.; souvent ils croient avoir arraché tout le fragment resté dans leur piqûre et être à l'abri d'accidents ultérieurs, mais il suffit qu'un morceau d'écorce soit resté dans la plaie, pour donner lieu aux plus vives douleurs; ils n'en continuent pas moins leur travail, sans prévenir celui qui les dirige, de sorte qu'une petite pluie, même la rosée du soir, suffit pour faire naître le tétanos. Je ne crois pas devoir passer sous silence un accident qui arrive chaque jour, particulièrement aux noirs pêcheurs : il s'agit de la piqûre de la lance érectile d'un poisson connu sous le nom de *laff*. Ce poisson se tient ordinairement au fond de l'eau, et aussitôt que par malheur un noir met le pied dessus, le poisson redresse sa lance et la lui enfonce assez profondément dans le pied. Cette piqûre occasionne les accidents les plus graves, au nombre desquels est souvent le tétanos que la mort suit de près. Le pied et la jambe acquièrent très-promptement un volume extraordinaire, accompagné des douleurs les plus vives; le malade tombe dans un état de torpeur analogue à celui qui résulte de la morsure d'un serpent. Cet accident ne devient cependant fatal que lorsque le noir se trouve seul et sans secours, car tous les anciens pêcheurs connaissent un moyen certain de guérison, qui m'a été transmis par eux et que j'ai constamment employé avec succès.

Ce moyen consiste à établir, immédiatement après que la piqûre a eu lieu, une compression circulaire un peu au-dessus des malléoles, à l'aide d'un cordonnet, à agrandir la plaie par incision cruciale, afin de la faire saigner le plus possible; on y applique ensuite un cataplasme composé de

> Racines d'ipéca sauvage;
> *id.* de veloutier;
> *id.* de gingembre;
> *id.* de safran (ou terre-mérite).

4

On plonge ensuite le pied deux ou trois fois par jour dans une lessive fortement alcaline.

Quand le malade est secouru avant que le gonflement se soit déclaré, on ne le voit jamais survenir ; la douleur cesse comme par enchantement ; la plaie transformée en escharre ne tarde à suppurer, et la guérison se fait ordinairement peu attendre.

Le tétanos traumatique ne débute pas toujours par le trismus ; la rigidité des muscles commence indifféremment par ceux des extrémités thoraciques ou abdominales, selon le siége de la blessure ; souvent même la mort survient sans qu'aucune roideur tétanique se soit emparée des muscles des régions du cou et de la face.

Un enfant de six ans jouait auprès du feu en l'absence de ses parents ; le feu se communiqua à ses vêtements, et son père en rentrant le trouva enveloppé de flammes ; malgré tout ce qu'il fit, il ne put parvenir à le débarrasser que lorsque tout son corps fut couvert d'une phlyctène générale. Il s'empressa, sur l'avis de ses voisins, de le frotter avec de l'encre ; il en résulta une dénudation complète de la peau, qui se trouva incontinent privée de son épiderme. L'impression de l'air sur une aussi large surface produisit à l'instant le tétanos ; on vint à la hâte me chercher, et une heure après j'étais près du petit malade que je trouvai sur le point d'expirer et dans l'état suivant : tous les muscles en général avaient acquis un degré extrême de rigidité, excepté ceux du cou et de la tête ; la respiration était insensible, ainsi que le pouls. Il répondit par signes à une ou deux questions que je lui adressai, et dans le moment qu'on essaya de lui faire prendre quelques cuillerées d'une potion que je venais de préparer, il succomba.

Malgré le grand nombre de cas de tétanos traumatique, dans lesquels j'ai été appelé à donner des soins pendant le cours de dix-neuf ans, c'est à peine si je pourrais citer cinq ou six guérisons obtenues chez les adultes seulement, et pas une seule chez les négrillons.

En voici une vraiment miraculeuse :

Un noir mozambique âgé d'environ 33 ans, appartenant à M. Labute, du quartier de la rivière noire, se trouvait en location chez M. H.... et B......, à la *poudre-d'or*, rivière du rempart ; ce noir entra à l'hôpital pour y être traité d'une affection vermineuse ; il paraît qu'un soir il s'endormit auprès du feu et qu'il renversa sur sa jambe une marmite remplie de riz bouillant : ce ne fut que le lendemain qu'il s'aperçut lui-même qu'il s'était profondément brûlé. L'infirmier lui appliqua de suite le remède usité en pareil cas, lequel consiste en un cérat préparé avec la poudre de feuilles de manguier desséchées au four et l'huile de cocos : on met une couche épaisse de ce cérat sur toute l'étendue de la brûlure, et on a le soin de saupoudrer les gerçures qui se manifestent, avec la même poudre conservée à part. Par ce moyen la plaie se trouve constamment à l'abri du contact de l'air, et la suppuration, si abondante en pareil cas, est pour ainsi dire nulle. Quand ce remède est fait avec exactitude et que le noir se condamne à rester dans une température égale, la guérison est toujours certaine.

Le dixième jour, le noir enleva toute la pommade qui recouvrait sa plaie, sous le prétexte d'en connaître l'étendue et de faire cesser la mauvaise odeur qui s'en exhalait. Trouvant que la cicatrisation en était déjà très-avancée, je substituai le cérat saturné au premier pansement : le dix-huitième jour, la plaie était réduite à un pouce d'étendue et tout annonçait une guérison prochaine, lorsque ce noir sortit imprudemment de l'hôpital, le soir, pour aller visiter ses camarades ; cette transition brusque, jointe à la rosée qui le mouilla en rentrant, lui occasiona le tétanos. Le lendemain matin l'infirmier, effrayé du changement qui s'était opéré dans l'état de ce noir, en fit son rapport au propriétaire-gérant qui m'envoya prévenir sur-le-champ ; à mon arrivée je trouvai le malade dans l'état suivant :

La tête rétractée sur la nuque et le tronc fortement étendu en arrière *opisthotonos* ; les mâchoires dans un tel état de constriction, que la bave visqueuse qui s'écoule ordinairement ne pouvait trouver d'issue, et qu'il était par conséquent impossible de penser à faire prendre quelque chose au malade ; la respiration était à peine sensible, le thorax et l'abdomen distendus outre mesure, on eût dit au premier abord que le noir avait cessé de vivre ; le pouls était plutôt lent que fréquent et d'un volume relatif à la force et à l'âge du malade : il est inutile de dire que la face présentait son caractère ordinaire d'altération, à tel point que le malade était absolument méconnaissable. Il éprouvait, par intervalle, des secousses terribles, accompagnées du bruissement dont j'ai parlé, espèce de bruit analogue à celui que fait un dinde en *se gonflant et faisant la roue*. Tout le corps, et particulièrement la région dorsale, était d'une couleur bleuâtre (teinte que prend toujours la peau des noirs lorsque les capillaires sont fortement injectés).

Le malade conservait toutes ses facultés intellectuelles et répondait à mes questions au moyen de signes de convention, soit pour l'affirmative ou la négative. Je profitai du moment d'intervalle entre chaque secousse tétanique, pour pratiquer une large saignée du bras; ensuite je fis tenir le malade pendant près de deux heures dans un bain chaud. Au sortir du bain, je le fis frictionner avec l'onguent mercuriel sur le rachis, et sur les extrémités avec un liniment volatil camphré et fortement opiacé; je lui fis envelopper la tête et le cou avec des feuilles de *stramonium* chauffées, et le tins le plus chaudement possible dans des couvertures de laine.

L'action en quelque sorte simultanée de ces divers moyens produisit un mieux apparent. Le malade me fit connaître qu'il se trouvait très-bien. Les mâchoires se desserrèrent assez pour donner issue à un écoulement abondant de bave visqueuse, et permettre l'introduction de quelques cuillerées de potion laudanisée. Néanmoins il ne put articuler aucun mot, quelque effort qu'il fît; la tête se redressa un peu, mais la rigidité générale resta la même. Après deux heures de calme, une secousse se déclara, mais avec beaucoup moins d'intensité que les premières: je renouvelai la saignée et j'exposai le malade sur un bain de vapeurs, les frictions et la potion furent continuées; la journée fut assez tranquille, le malade prit quelques cuillerées d'eau de riz et de décoction blanche, alternativement. La plaie, qui était parfaitement sèche, fut couverte d'un cataplasme opiacé; enfin, le soir arriva et le malade retomba dans son état primitif de souffrance, les secousses se succédèrent pour ainsi dire sans intervalle; il me fut impossible d'introduire une sonde par les fosses nasales, sans exposer le malade à l'asphyxie. Je pris alors la détermination de tenter d'enfoncer une dent de la mâchoire inférieure , et je fus assez heureux pour réussir complétement ; par ce moyen , je pus continuer l'usage alternatif des différentes boissons alimentaires et de la potion suivante , à la dose de deux cuillerées toutes les heures :

> Six onces de jus de cankerlas ,
> Deux onces de laudanum de Sydenham ,
> —   de miel :

le tout aromatisé avec l'eau de fleurs d'oranger.

Ce remède est connu à Maurice depuis un temps très-reculé, et y jouit d'une très-grande faveur ; je pense que l'opium en fait tout le mérite, mais j'ai cru devoir tracer fidèlement le traitement que j'avais suivi. Les bains de vapeur furent continués ainsi que le liniment, mais je renonçai aux frictions mercurielles. Le dix-neuvième jour on s'aperçut d'une détente sensible dans les masséters et les temporaux, ce qui rendit beaucoup plus facile l'ingestion du remède, etc. Le vingt-quatrième jour la tête se redressa entièrement et les extrémités devinrent flexibles ; le malade put parler avec assez facilité. Je cessai l'usage de la potion et lui substituai celui des pilules de valériane et d'opium :

> Quatre grains de valériane ,
> Et un quart de grain d'extrait gommeux d'opium par pilule ,

à prendre quatre pilules par jour.

Pendant tout ce temps , malgré l'administration fréquente des lavements émollients avec addition d'huile de ricin, le malade ne vint presque pas à la selle, mais il urinait souvent et par jet.

Le trente-cinquième jour, la plaie entra de nouveau en suppuration, le besoin d'évacuer se fit sentir, les selles furent copieuses et la détente générale eut lieu, de nombreuses escharres se détachèrent et formèrent autant de plaies suppurantes. L'œdématie, résultant de l'immobilité du corps, qui s'était manifestée aux pieds, aux jambes et aux cuisses dès les premières semaines, persista encore quelque temps, et nécessita la continuation des fomentations aromatiques vineuses. Enfin, le cinquante-sixième jour le malade fut rendu à son état de santé primitive et put reprendre son travail.

Je continuai l'usage des pilules jusqu'au quarantième jour, ensuite les coliques que le malade ressentit me mirent dans la nécessité de recourir aux vermifuges qui terminèrent la cure.

DE L'INDIGESTION CHEZ LES NOIRS.

A peine les petits négrillons ont-ils atteint l'âge de deux mois, que leurs mères commencent à les bourrer d'aliments de toute espèce, lors même que, par leur refus et une véritable régurgitation, ces pauvres martyrs indiquent qu'ils sont gorgés outre mesure, attendu qu'elles ne reconnaissent d'autre règle pour s'arrêter que la tension excessive du ventre de leurs nourrissons. Le premier résultat de cette suralimentation disproportionnée à leurs forces digestives est le premier degré de la gastrite, c'est ce qu'on appelle *indigestion*.

Par suite de cette surexcitation de la muqueuse gastrique, si l'estomac ne parvient pas à se débarrasser par le vomissement, la douleur qu'il éprouve ne tarde pas à être transmise à l'encéphale, en raison, sans doute, de l'activité dont il est le foyer et de l'extrême vivacité des sympathies dans l'enfance. Dès-lors, des phénomènes cérébraux viennent compliquer ce premier état, et lui donner une apparence de gravité propre à induire en erreur toute autre personne que celle qui l'a provoqué. Aussi toutes les mères savent-elles très-bien, en général, que pour rétablir le calme, il faut nécessairement exciter la contraction de l'estomac, afin d'obtenir le rejet de la masse alimentaire ingérée, seule cause occasionelle du désordre. Aussitôt qu'elles y sont parvenues, le petit malade, loin de paraître indisposé, éprouve assez ordinairement un surcroît passager d'appétit qui le porte à reprendre avec voracité de nouveaux aliments, immédiatement après le rejet des premiers, de sorte que les choses se passent ainsi pendant un laps de temps plus ou moins long, jusqu'à ce qu'un nombre indéterminé de récidives serve en quelque sorte de prélude à une gastrite aiguë des plus violentes.

C'est alors que la vive excitation sympathique du cerveau s'annonce par les symptômes les plus effrayants :

Le froid s'empare des extrémités, tandis que la face est brûlante et dans un état de convulsion générale ; les pupilles sont alternativement contractées et dilatées, et le globe de l'œil parfois totalement renversé,

Le trismus est très-prononcé, le battement des artères temporales très-apparent, tandis que le pouls est d'une petitesse extrême et souvent même disparu. Les mouvements respiratoires sont insensibles, et la vie est prête à s'éteindre si le malade n'est promptement secouru.

C'est seulement alors que les mères, après avoir inutilement mis à contribution tous leurs moyens ordinaires, se décident à venir prévenir leur maître, dans la seule crainte qu'il s'en aperçoive le premier, ce qui les rendrait passibles d'une punition sévère.

Il arrive bien rarement que celui-ci puisse recevoir la visite de son médecin, avant la mort de l'enfant ; et dans le cas où il peut arriver à temps, c'est en vain qu'il cherche à s'éclairer sur la cause d'un semblable désordre ; toutes les réponses sont calculées d'avance pour l'embarrasser dans son diagnostic. C'est ainsi que la mère ne craint pas d'affirmer, sous la foi des plus grands serments, que son enfant n'a pris aucun aliment depuis plusieurs jours, et qu'elle n'attribue sa position actuelle qu'à la présence des vers, en soutenant qu'il en rend chaque jour quelques-uns.

C'est plus particulièrement vis-à-vis d'un jeune médecin nouvellement établi dans la colonie, que ces mères dénaturées persistent avec plus d'audace et d'effronterie dans leur première déposition, quand bien même il viendrait à soupçonner la vérité.

Voici ce qui m'arriva en 1817 :

Je fus prié par M. V..... d'accourir le plus promptement possible au secours d'un de ces enfants très-dangereusement malade. Arrivé près du petit malade, je le trouvai précisément dans l'état que je viens de décrire plus haut. La négresse chargée de le garder m'assura bien positivement que l'enfant n'avait rien pris du tout depuis la veille ; le témoignage de la mère vint corroborer cette première déposition, en ajoutant qu'elle n'avait pas quitté son enfant un seul moment, bien que sa *nénéne* (1) soit une femme dans laquelle elle avait la plus grande confiance ; que d'ailleurs son enfant avait déjà éprouvé des crises à peu près semblables qui n'avaient pas eu de suite, car c'est à peine si elle

____

(1) Nom que l'on donne aux négresses qui surveillent les enfants.

en avait eu connaissance autrement que par le rapport de la *nénéne*, qui avait trouvé le moyen de soulager l'enfant très-promptement. La tension de la région de l'estomac semblait indiquer la réplétion de cet organe ; ma main appuyée sur l'épigastre produisit plutôt de la gêne qu'une vive sensibilité, mais augmenta un peu les convulsions, qui s'emparèrent de tout l'individu en quelques instants, ce qui indiquait assez l'état de surexcitation gastrique, occasioné par la réplétion de l'estomac, pour que je n'accordasse aux renseignements qu'on venait de me donner, que le degré de créance qu'ils méritaient. J'avoue que mon embarras devint extrême lorsque les parents se refusèrent positivement à l'application des sangsues que j'ordonnai *au nombre de six*, sur la région épigastrique, en disant que leur enfant allait mourir dévoré par les vers.

Les frictions sur la périphérie avec une flanelle imprégnée de vinaigre chaud, des applications de sinapismes aux pieds et aux mollets n'avaient encore produit aucun effet ; je ne pouvais rien faire prendre au malade, car la déglutition était impossible ; enfin, j'insistai et parvins à vaincre leur répugnance : ils consentirent à ce que j'appliquasse seulement quatre sangsues, attendu, disaient-ils, que leur enfant était trop jeune, et que je le tuerais avec un plus grand nombre (cet enfant avait alors huit mois). J'appliquai néanmoins six grosses sangsues qui prirent et qui se remplirent très-promptement. Le sang coula en abondance de leurs morsures, et cependant je n'apercevais encore aucun changement, quand tout-à-coup, en promenant ma main sur la région épigastrique pour y exercer une légère friction, je sentis un mouvement de contraction de l'estomac ; les convulsions de la face diminuèrent sensiblement, plusieurs bâillements se succédèrent, l'estomac se contracta de nouveau et rejeta par le vomissement environ une demi-livre de maïs vert qui avait été grillé sur le feu, mais qui n'avait encore subi aucune altération stomacale. Je donnai alors quelques cuillerées d'eau tiède sucrée, autant pour délayer la masse trop consistante des aliments ingérés, que pour faciliter ce premier mouvement ; j'y ajoutai même par suite un peu de tartre stibié, et l'estomac se débarrassa entièrement de tout ce qu'il contenait ; le malade vomit un amas de substances grossières de toutes espèces en telle abondance, qu'il faudrait l'avoir vu pour s'en faire une juste idée. Six heures après mon arrivée l'enfant était hors de danger, l'étonnement des parents fut égal à leur satisfaction, et ce premier succès me valut beaucoup auprès d'eux et du quartier en général, tandis que le contraire me perdait à jamais, car il est hors de doute qu'on m'aurait refusé l'examen cadavérique qui seul pouvait me justifier.

Toutefois, je dois dire que j'ai toujours été obligé de recourir à l'emploi des vermifuges dans la majeure partie des cas, aussitôt que l'irritation était assez diminuée pour le permettre. C'est ce qui est arrivé dans cette circonstance pour rétablir parfaitement le calme.

J'ai remarqué que les vers exerçaient les plus grands ravages, chez les noirs et les négrillons en général, à l'époque des changements de saison, surtout dans le passage de l'été à l'hiver, *et vice versâ* aux mois de mars et avril ; ce qui vient sans doute de la quantité de fruits à moitié mûrs et des cannes qu'ils ont mangés pendant cette période de l'année qui dure ordinairement neuf mois, et peut-être de leur idiosyncrasie particulière.

Dans tous les établissements on est dans l'habitude de donner des vermifuges de précaution à tous les petits créoles aux approches de la transition du chaud au froid ; ce qui n'empêche pas de compter parmi eux un grand nombre de victimes chaque année.

Il semble que les gastrites devraient être moins fréquentes et même moins violentes chez les noirs, en même temps que les indigestions deviendraient plus rares, au fur et à mesure qu'ils avancent en âge ; attendu que leur estomac, habitué à recevoir des substances de nature et de propriété très-variées, a dû acquérir une puissance d'énergie assez forte pour réagir contre elles ; mais cette conséquence toute naturelle se trouve entièrement détruite.

Les noirs, en ajoutant de très-bonne heure (dès l'âge de douze à quinze ans) à l'habitude qu'ils ont de manger épouvantablement, l'usage immodéré des boissons spiritueuses (qu'ils prennent en telle quantité, que ce qui suffirait à la consommation d'un cultivateur euro-

5

péen pour un mois, est souvent insuffisant à un noir pour un seul jour), donnent lieu aux accidents que j'ai décrits plus haut, avec un caractère d'intensité relatif à leur force de constitution.

Véritables gastrolâtres à leur manière, la plus grande jouissance des noirs consiste à se procurer le plus d'aliments et de boissons possible pour les consommer en un seul repas ; souvent même dans cette intention ils imposent silence à leur appétit pendant plusieurs jours, pour accumuler un grand nombre de rations. Lorsqu'ils perdent un parent ou un ami, c'est ordinairement par une orgie qu'ils témoignent leur douleur.

Le samedi est le jour de prédilection, c'est une sorte de repas ambigu dans lequel les provisions de toutes espèces ne manquent pas, et par-dessus tout le vin et l'arack.

Aussitôt la fin du jour et du travail, ils se réunissent en plus ou moins grand nombre, et commencent à manger gloutonnement et à boire jusqu'à ce qu'ils soient morts ivres ou menacés de suffocation. Quand ils peuvent, séance tenante ou dans la nuit, se débarrasser du trop-plein, le festin se continue jusqu'au dimanche soir, de sorte que très-souvent le propriétaire se trouve privé, le lundi matin, d'un assez grand nombre de travailleurs, s'il n'apprend pas même la mort de quelques-uns d'entre eux.

A chaque renouvellement d'année, ces mêmes orgies se répètent et se continuent pendant plusieurs jours de suite, car les noirs se croient dans l'obligation de manger dix fois plus que de coutume à cette époque ; aussi emploient-ils exclusivement à boire, à manger et à danser les trois jours de fêtes qui leur sont accordés.

Il n'est pas rare de voir des noirs boire jusqu'à une velte d'arack en mangeant proportionnellement.

Quand ils sont ainsi gorgés, ils cherchent un endroit en plein air pour aller se coucher, et ne tardent pas à tomber dans un état de mort apparente, qui deviendrait réelle s'ils n'étaient secourus ; d'autres sont pris de convulsions horribles, qui ne cessent que lorsque l'estomac s'est débarrassé en partie de ce qu'il contenait. Le résultat le plus ordinaire de ces excès est l'épilepsie, qui est devenue une maladie générale chez les noirs, à Maurice, depuis quelques années.

C'est ordinairement le dernier jour, lorsque les noirs vont reprendre leurs travaux, que l'hôpital, qui était resté désert, se remplit. Ceux qui n'ont pris aucun repos s'y rendent ou plutôt y sont transportés. Chez les uns, l'indigestion se continue et la masse alimentaire non entièrement rejetée par le vomissement, ou poussée dans le duodénum par les efforts de contraction de l'estomac, parcourt le tube intestinal en traînant en quelque sorte l'irritation après elle, et en y excitant les douleurs les plus vives. Chez les autres, l'estomac, n'ayant pu parvenir à faire le moindre mouvement, se trouve encore dans un état de réplétion complète; le pouls est totalement disparu, la respiration a lieu d'une manière insensible, le froid s'est emparé de tout l'individu, et souvent, quels que soient les efforts du médecin, la mort ne tarde pas à survenir.

Ce n'est que lorsqu'un noir se trouve dans l'impossibilité de marcher, que le propriétaire a connaissance du danger qui le menace, car jamais ses camarades ne se décideraient à venir demander du secours; il faut nécessairement que l'absence du noir au travail vienne donner l'éveil. S'ils échappent miraculeusement à la mort, ils n'en continuent pas moins leur même régime de vie, et ne se décident à se rendre d'eux-mêmes à l'hôpital que lorsqu'une autre maladie, conséquence ordinaire de la première, *la colite*, est sur le point de terminer leur misérable existence.

Très-souvent aussi la dysenterie n'a pas besoin de succéder à l'inflammation des parties supérieures du tube digestif pour régner épidémiquement à Maurice, à certaines époques de l'année, novembre et décembre. La chaleur est excessive pendant ces deux mois, accompagnée de pluies abondantes et fréquentes. Les noirs font un usage immodéré du *vésou* (ou jus de cannes) sortant du moulin; souvent même ils en font leur nourriture exclusive, et négligent de se changer en rentrant chez eux le soir, après avoir été mouillés toute la journée, ce qui est, je pense, plus que suffisant pour lui donner naissance. Les noirs employés à la pêche et qui se nourrissent, la plupart du temps, de poisson et de coquillages pendant l'été, en sont aussi particulièrement et plus fréquemment atteints.

L'établissement de M. Faoulès, qui employait environ trois cents noirs à la pêche pendant les trois quarts de l'année, fut confié à mes soins dès l'année 1817, et resta sous ma direction médicale jusqu'à l'année 1824. Ce Monsieur, qui était un ancien marin, traitait parfaitement ses noirs sous tous les rapports, et avait établi dans l'armement de ses bateaux de pêche un ordre admirable. Un chef dirigeait chaque barque et était chargé de veiller aux repas de son équipage aussitôt le retour à terre. Eh bien! malgré cette surveillance active et bien entendue, il ne s'est jamais passé une semaine sans accidents plus ou moins graves. Les noirs trouvaient toujours le moyen de dérober quelques poissons pour se gorger de leur foie et de leurs œufs, dont ils sont extrêmement friands, surtout quant ils sont arrivés à un certain degré de putréfaction.

Ou ils succombaient instantanément à une véritable intoxication, ou ils se rendaient à l'hôpital atteints d'une dysenterie des plus intenses, parce qu'ils avaient obtenu dans le principe un soulagement passager, au moyen de quelques antidotes dont leurs docteurs sont toujours pourvus, et à l'infaillibilité desquels ils s'abandonnent aveuglément. Dans le premier cas, j'ai toujours eu l'attention de procéder à l'autopsie cadavérique des malheureux qui succombaient, en présence de tout l'atelier que je faisais réunir à dessein; et bien que je misse sous les yeux de tous les assistants, non-seulement les effets du poison mais encore très-souvent le poison lui-même, en leur montrant des morceaux de foie non encore digérés, la semaine suivante n'en était pas moins féconde en accidents de même nature.

L'exemple suivant prouvera peut-être, d'une manière aussi forte, jusqu'à quel point leur voracité les entraîne.

Je donnais également mes soins à l'établissement de la *Ville-Bague*, appartenant à M. Millien, lorsqu'une affection charbonneuse se déclara dans son troupeau de bœufs et en détruisit environ deux cents. M. M.... appela lui-même l'attention du gouvernement local sur un semblable désastre; il fit réunir son atelier, composé de quatre cents noirs, pour leur faire connaître à quel danger ils s'exposeraient s'ils mangeaient imprudemment ou volontairement de la chair de ces animaux. Certes, M. M....., possesseur d'une fortune considérable, accordait à ses noirs beaucoup plus que le nécessaire, et j'oserais même dire qu'ils étaient dans l'abondance.

Le gouvernement ordonna la plus grande surveillance et mit des gardes de police et des gendarmes à la disposition de M. M..... Les uns furent chargés de surveiller tous les chemins qui aboutissaient à l'établissement, et les autres entourèrent le lieu où les animaux charbonneux étaient brûlés au fur et à mesure qu'ils succombaient, pour empêcher le plus petit détournement et veiller à ce que tout fût exactement consumé. Malgré tout cela, les noirs même qui furent chargés de dépiécer les animaux, trouvèrent le moyen de tromper la vigilance d'autant de gardiens, et se procurèrent quelques morceaux de cette chair charbonneuse dont ils se gorgèrent : leur mort décéla promptement leur crime. On cessa d'employer les noirs à cette opération, et on se contenta de jeter les bœufs entiers sur le bûcher.

Cependant vingt des plus beaux noirs de l'établissement périrent de la même manière. Un seul échappa à la mort, mais il est vrai qu'il s'était inoculé le charbon avec le couteau qui sans doute lui avait servi à préparer son ragoût, ce qu'il ne voulut jamais avouer.

Tout dernièrement, en 1834, le charbon enleva la presque totalité des mulets et des bœufs, dans certains établissements du quartier ; mais attendu que les leçons de l'expérience ne sont rien pour les noirs, ils allaient la nuit déterrer les animaux pour s'en gorger, manœuvre qui eut pour résultat la mort d'un grand nombre d'entre eux.

Les caractères anatomiques que j'ai été à même d'observer dans les fréquentes autopsies cadavériques, faites à la suite d'une indigestion violente, sont les suivants :

Muqueuse gastrique d'un rouge violacé, considérablement augmentée en épaisseur ; ses vaisseaux entièrement injectés et les valvules conniventes très-développées ; on y observe des rides extraordinairement prononcées, mais qui se détruisent très-facilement en se réduisant en bouillie.

L'estomac contient une quantité effrayante de substances de toute espèce, et occupe non-seulement tout l'hypochondre gauche, en refoulant avec force le diaphragme sur les organes respiratoires , mais s'avance encore vers la région ombilicale, en repoussant en quelque sorte le foie dans l'hypochondre droit et les intestins vers l'hypogastre. Les poumons sont gorgés de sang ; les parties du cerveau qui reçoivent le plus de vaisseaux et les plus volumineux , sont dans une sorte de ramollissement analogue à la liquéfaction ; la partie ramollie est ordinairement très-injectée de sang et colorée en rouge plus ou moins foncé ; les yeux sont sortis de leurs orbites ; la bouche est dans un état de distorsion et remplie d'une écume sanguinolente ; il semblerait, en un mot, que la mort a été le résultat de l'asphyxie par strangulation. Dans les cas où l'indigestion s'est continuée pendant un certain temps, les désordres que j'ai observés dans la muqueuse gastro-intestinale sont tels que je l'ai très-souvent trouvée, dans l'estomac surtout, convertie en une bouillie gélatiniforme, qui avait réduit cet organe à un état extrême d'amincissement : loin alors d'avoir acquis une augmentation de volume , sous le rapport de capacité , il est souvent rétracté au point de présenter l'apparence d'un intestin ordinaire.

J'ai toujours trouvé un très-grand nombre de vers lombricaux dans les intestins en général ; parfois même ils en avaient perforé les tuniques et s'étaient répandus dans la capacité abdominale.

Toutes les fois que j'ai été appelé à temps pour secourir des noirs atteints d'une indigestion violente et offrant par conséquent tout le groupe de symptômes que j'ai décrits, voici le traitement que j'ai constamment suivi :

Je faisais d'abord frictionner le malade , en général, avec des flanelles imprégnées de vinaigre chaud, jusqu'à ce que je fusse parvenu à rappeler la chaleur du centre à la périphérie ; ensuite je m'empressais de pratiquer une large saignée du bras.

Jamais ce moyen n'a manqué d'avoir un résultat heureux ; il amenait assez promptement la diminution des symptômes d'excitation cérébrale, l'estomac ne tardait pas à devenir capable de mouvement, le bâillement se manifestait et il était toujours le signe précurseur du vomissement. Dès qu'une partie des aliments avait été rejetée, je favorisais leur expulsion au moyen des boissons émétisées , sans craindre de donner l'émétique à forte dose ; 4, 5 et 6 grains dans une pinte d'eau tiède, jusqu'à 8 grains très-souvent. J'ai cru remarquer qu'à petite dose ce remède était plus dangereux qu'utile, par la quantité de liquide que le noir est forcé d'ingérer, avant même d'éprouver une nausée. Quand je supposais que l'estomac était entièrement débarrassé, je cessais la limonade minérale et lui substituais l'usage d'une infusion légèrement aromatique, celle d'aya-pana ou de thé léger, et j'avais recours aux lavements émollients pour faciliter la sortie du reste des aliments.

Quand le passage d'une partie de la masse alimentaire non encore digérée provoquait, dans le tube intestinal, l'inflammation dont j'ai parlé, je la poursuivais en quelque sorte partout où elle se manifestait, en récidivant les applications de sangsues aussi souvent que besoin était. L'eau de riz ou l'eau d'orge gommées étaient les seules boissons et le seul aliment des malades, souvent même l'eau simple et froide dont ils sont si avides en pareil cas. Les cataplasmes émollients, quand ils pouvaient être supportés, et à défaut les embrocations de même nature, étaient en permanence sur la région abdominale, jusqu'à l'entière disparition des symptômes d'irritation.

A peine le malade se trouvait-il soulagé de ses horribles souffrances, que je me trouvais dans l'obligation d'interrompre la médication suivie jusqu'alors pour en venir à l'administration d'un vermifuge, afin de prévenir de nouveaux accidents. Jamais un noir, pour quelque maladie que ce soit, ne peut séjourner plus de quinze jours à l'hôpital sans être atteint d'une affection vermineuse ; à laquelle il ne tarderait même pas à succomber si on n'y remédiait promptement : il semble que le repos et particulièrement la diète la développent d'une manière extraordinaire.

Aussi la diète ne peut-elle s'entendre, chez les noirs, que d'une certaine manière ; elle ne peut pas être absolue pendant plus d'une semaine, sans quoi il n'est pas de stratagème qu'ils n'emploient pour se procurer des aliments, car ils ne vivent que pour manger. Toujours est-il que je prescrivais de très-bonne heure un régime alimentaire plus substantiel que l'état du malade ne semblait le permettre, pour prévenir les convulsions qu'occasionne toujours la présence des vers dans l'estomac, quand il se trouve dans un état de vacuité auquel il n'est pas accoutumé, par suite d'un régime sévère et un peu prolongé.

Après avoir été assez heureux pour combattre tous les accidents, je croyais toucher au moment où je verrais mes soins couronnés d'un plein succès, quand le malade, oubliant, en faveur du soulagement qu'il venait d'obtenir, toutes les promesses qu'il avait faites de se soumettre au seul régime indiqué, recommençait à introduire de nouveaux aliments dans l'estomac et même des boissons fortes; il provoquait ainsi une rechute qui avait le plus souvent la mort pour terminaison, sinon l'indigestion se continuait indéfiniment, jusqu'à ce que la chronicité de l'inflammation et la diarrhée lientérique aient réduit le malade à un état d'émaciation tel, qu'il s'éteignait insensiblement.

L'extrême malpropreté des noirs les expose à toutes les diverses phlegmasies cutanées qui naissent sous l'influence du soleil brûlant de l'Afrique, lesquelles prennent par suite un caractère de gravité d'autant plus inquiétant, que l'irritation ne tarde pas à se communiquer aux autres organes, principalement à ceux de la digestion. Tels sont les érysipèles de toute nature, la gale, les éruptions furonculeuses et les dartres de toute espèce, etc. L'ophthalmie règne pour ainsi dire épidémiquement chez les noirs pendant l'été; j'attribue cette phlegmasie à la sécheresse excessive d'une certaine saison de l'année et à la réflexion des rayons solaires sur l'organe de la vue. La funeste habitude qu'ils ont conservée de se reposer au milieu du jour, sur le gazon humide et frais, en quittant leur travail, et par conséquent encore mouillés de sueur, les expose également à toutes les maladies qui résultent de la suppression de la transpiration cutanée : de là, le tétanos dont j'ai parlé, les pleurites et les pneumonites, qui font un si grand nombre de victimes parmi eux, ainsi que l'hépatite.

Le rhumatisme musculaire et l'arthrite rhumatismale y prennent aussi très-fréquemment naissance, ce qui procure un nombre plus ou moins grand d'invalides à chaque établissement. L'inflammation des vaisseaux et des ganglions lymphatiques constitue, à Maurice, une maladie particulière qui y fait le désespoir de la plus grande partie des familles, je veux parler de l'éléphantiasis ou angio-leucite.

Cette maladie, dans le principe, s'annonce par les mêmes symptômes que ceux qui précèdent l'apparition d'un érysipèle simple, et très-souvent même elle cède en apparence au régime et à la médication anti-phlogistique, employée en pareil cas. Il en résulte qu'elle n'excite d'abord que très-peu d'inquiétude de la part de ceux qui en sont atteints, et qu'elle n'est considérée par eux que comme une affection de mince importance. Le plus souvent après plusieurs récidives, lorsqu'elle affecte un certain caractère de gravité et que déjà les parties qui en sont le siége ont acquis un énorme volume, une fausse honte s'empare des malades et les empêche de recourir aux soins d'un homme de l'art.

Les noirs surtout qui possèdent des remèdes pour toutes les maladies, ne viennent jamais accuser celle-ci que lorsqu'il n'est plus possible de la taire. Aussi combien voit-on, dans les divers ateliers, d'individus avec des jambes et des mains d'un monstrueux volume, et d'autres avec des engorgements du scrotum et du pénis lui-même, réduits à ne pouvoir rendre aucun service à leurs maîtres, et à devenir pour eux un véritable fardeau pendant tout le temps de leur existence, tandis que, dès le principe, ils auraient pu obtenir, sinon une guérison radicale, au moins un soulagement très-prononcé.

Dans le petit nombre de cas où j'ai été à même de combattre cette horrible maladie à son début, je ne dois les succès que j'ai obtenus qu'à l'emploi des mercuriaux combinés avec les sulfureux, que je faisais promptement succéder à la médication anti-phlogistique.

Les bains de vapeur aromatique ou sulfureuse, suivis d'une compression exercée au moyen d'une guêtre ou d'une bande de flanelle, appliquée sur le membre engorgé, m'ont toujours parfaitement servi, soit à compléter la cure radicale dans quelques circonstances, ou à arrêter les progrès de l'engorgement.

J'ai toujours considéré cette maladie, qui se transmet héréditairement aux enfants, comme appartenant à la classe des syphilides. Il en est de même d'une espèce de dartre centrifuge, qui se montre sous la plante des pieds de certains noirs; le prurit qu'elle occasionne porte les noirs à se frotter constamment les pieds sur les roches ou sur la

terre ; peu à peu les téguments de cette partie se trouvent complète-
ment usés, un petit ulcère rongeant occupe le centre de la tache,
l'inflammation s'y développe et fait en très-peu de jours des progrès
immenses ; ses bords se boursoufflent, et le pied acquiert, de la veille
au lendemain, un gonflement si extraordinaire que sa forme en est
changée au point qu'il offre précisément l'aspect d'un *crabe*, nom
par lequel cette maladie est désignée à Maurice, chez les noirs.

Le petit ulcère ne tarde pas à acquérir une profondeur assez considérable pour laisser échapper quelques lambeaux de tissu cellulaire,
qui exhalent une odeur infecte. Les noirs qui attribuent cette maladie
seulement à l'habitude qu'ils ont de marcher nu-pieds, se contentent
ordinairement de brûler ce tissu ainsi étranglé avec un escharotique
quelconque, ou de l'exposer à la vapeur brûlante d'une forte décoction
d'écorce de *tatamaka*. Ce moyen violent les guérit en apparence
pour un certain temps, en paralysant la douleur et leur permettant
même de marcher assez facilement pendant quelques semaines. Toujours est-il qu'ils sont forcés de se rendre à l'hôpital, parce que la
dartre a envahi le pied en général et rend la progression impossible.

J'ai toujours obtenu une guérison prompte et radicale au moyen du
traitement que j'ai tracé à l'occasion de l'éléphantiasis.

Une autre maladie particulière à l'enfance, et généralement connue
à Maurice sous le nom de *tambave*, se transmet également des parents
aux enfants, et reconnaît la même cause que celles dont il vient d'être
parlé.

Cette maladie frappe quelquefois les enfants immédiatement après
la naissance, et souvent même ils naissent dans un état déplorable. Dans
ce cas, la mère et son nourrisson présentent le contraste frappant de la
vie et de la mort ; la première a toute l'apparence d'une santé parfaite,
tandis qu'elle donne le sein à un véritable spectre plutôt qu'à un être
vivant ; la peau de ce petit être est entièrement dépourvue de son épiderme, on ne sait comment le prendre pour éviter d'exciter le cri de
douleur qu'il fait continuellement entendre ; le ventre ressemble à
une vessie transparente, tant il est ballonné ; parfois il est affaissé sur
le rachis au point de permettre de compter les vertèbres ; à peine lui

retire-t-on le sein qu'il le recherche avec avidité ; la diarrhée lientérique est le symptôme concomitant de cette affection, pour laquelle toute médication devient désormais inutile.

Cependant, le croira-t-on, j'ai vu des enfants exister dans cet état pendant plusieurs semaines et même plusieurs mois sans prendre le moindre développement, bien qu'on changeât de nourrice, et qu'on eût recours à tous les remèdes en faveur, en désespoir de cause.

Le lait des femmes qui donnent le jour à de semblables moribonds, présente une altération particulière à laquelle le vulgaire attribue la seule et véritable cause de la maladie. La couleur est d'un jaune-foncé tirant sur le verdâtre, ce qui lui donne de l'analogie avec le suc de poireau mêlé à celui de cresson ; il a une telle épaisseur que ce n'est qu'après une longue succion de la part de l'enfant, qu'il parvient à le faire couler.

Les docteurs noirs connaissent plusieurs moyens de rendre au lait des nourrices sa couleur et sa consistance naturelles, et dès qu'ils y sont parvenus, ils croient avoir tout fait pour la guérison de l'enfant.

Très-souvent, il est vrai, le lait présentant au début ce degré d'altération physique, recouvre quelquefois par l'usage de leurs tisanes sa couleur, sa ténuité et sa fluidité normales ; parfois même l'enfant acquiert chaque jour un développement sensible, jusqu'à l'époque de la première ou seconde dentition, sans présenter le moindre symptôme d'affection quelconque ; tout-à-coup la diarrhée succède à quelques indigestions, la peau devient sèche et brûlante, et prend une teinte ictérique. La figure s'altère au point de devenir méconnaissable dans l'espace de quelques jours ; le ventre se météorise, et le cri de douleur, en quelque sorte caractéristique de la maladie, se fait entendre jour et nuit. La voracité de l'enfant devient extrême, et rien ne peut le rassasier.

Il est vrai que les aliments parcourent le tube digestif très-promptement, et sont rendus par les selles aussitôt après avoir été ingérés, sans avoir éprouvé la plus petite altération stomacale ; les extrémités abdominales s'œdématient, et dès la seconde semaine, mais plus ordinairement vers la quatrième, l'hydropisie ascite vient mettre un terme à cette scène de douleur.

Je connais beaucoup de familles, à Maurice, qui n'ont jamais pu conserver aucun enfant, parce qu'elles persistent à accorder toute leur confiance à quelques anciens créoles qui passent pour posséder seuls les vrais remèdes curatifs. En faisant succéder à une médication purement anti-phlogistique l'emploi des mercuriaux et des anti-scorbutiques, j'ai fréquemment obtenu des succès éclatants, même dans certains cas désespérés où toutes les tisanes banales et prétendues curatives avaient échoué.

Les caractères anatomiques ont toujours servi à démontrer que cette maladie reconnaissait pour cause la sub-inflammation des glandes mésentériques, produite, selon moi, par le virus syphilitique, dans la majeure partie des cas.

Si les noirs un peu plus éclairés par suite se décident enfin à déclarer les maladies de leurs enfants avant d'avoir épuisé la science de leurs docteurs, je ne mets pas en doute que leur mortalité diminuera chaque année d'une manière sensible.

L'urétrite donne lieu chez les noirs aux accidents les plus graves, surtout lorsque cette phlegmasie est l'effet du virus syphilitique. Ils connaissent tous, en général, un nombre infini de remèdes pour s'en guérir eux-mêmes, et c'est toujours après avoir fait un usage inconsidéré de boissons incendiaires pour en provoquer la rétrocession, qu'ils se trouvent à la longue contraints de se rendre à l'hôpital, en présentant des symptômes biens différents de la maladie dont ils se croient parfaitement guéris. C'est ainsi que les uns sont atteints d'une otite, d'une conjonctivite, d'une pneumonite et le plus souvent d'une hépatite, qui ne cèdent jamais qu'à un traitement rationnel anti-syphilitique.

Ici se termine ce que j'avais à dire sur les principales maladies qui attaquent le plus ordinairement les noirs, à Maurice.

Il conviendrait peut-être d'aborder l'histoire de chacune d'elles en particulier, mais je sens que je m'écarterais trop des bornes que j'ai dû nécessairement me prescrire.

FIN.

FAUTE A CORRIGER. — Pag. 28, dernière ligne, *au lieu de* exposés *lisez* employés

9 782019 163648